AF329384

RECUEIL

D'EXPÉRIENCES

SUR LE SPÉCIFIQUE

ET LES EFFETS

DU SOUFRE D'OR

DE STAHL, &c.

Et Pieces qui y ont rapport,

PRÉSENTÉ AU GOUVERNEMENT DE FRANCE, 1788.

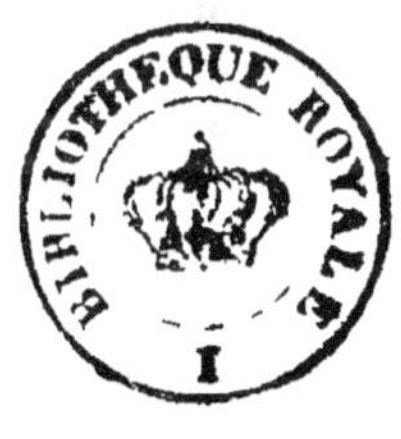

A PARIS,

ET

A AVIGNON.

1788.

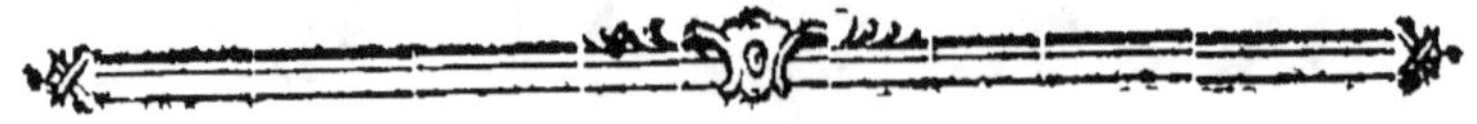

MÉMOIRE

PRÉSENTÉ

A M. LE Cte DE BRIENNE

PREMIER MINISTRE;

ET A M. LE Bon DE BRETEUIL

MINISTRE ET SECRÉTAIRE D'ÉTAT

AU ·DÉPARTEMENT DE PARIS,

EN JUIN 1788.

LE sieur de Weyland, petit-fils du sieur Stahl de Weyland, Professeur & Démonstrateur Royal en Chymie, Conseiller d'Etat & premier Médecin de Fréderic Ier, Roi de Prusse, si avantageusement connu dans les Annales de la Chymie & de la Médecine Pharmaceutique, est seul possesseur de la composition du Soufre d'Or anti-dote de son aïeul, un des plus sûrs *anti-putrides* & *dépuratifs* connus. Ses propriétés & son efficacité sont établies & constatées par plusieurs gens de l'art; par des guérisons incontestables dans la maladie occasionnée par la fonte des métaux (nommée chez les Plombiers, colique de plomb); les tremblemens de nerfs & paralysies des Doreurs sur métaux, & les Etameurs des glaces; les Orfevres; les Fondeurs de cloches, & de tout autre état qui sont exposés à la vapeur de plusieurs métaux en fusion, comme le plomb, l'étain, l'arsénic & le cuivre, &c. ainsi que ceux qui travaillent dans les Monnoies à la coupellation de l'or & de l'argent.

Dans les maladies de la Peau, le pian, lèpre, dartres, teigne, galle; dans les maladies Scrophuleuses, humeurs-froides, de toutes espèces; dans les maladies Vénériennes, tant récentes qu'invétérées, ou réputée sincurables; dans les ulceres carcinomateux, & dans les maux de jambes où le Soufre d'Or a été administré avec le plus grand succès, & toujours sans le moindre accident fâcheux.

A 2

Si ce Remede mérite l'attention du Gouvernement, le Minifire
pourroit s'affurer par lui-même de fon efficacité, en en faifant
faire l'expérience fur un nombre infini de Scrophuleux, Tei-
gneux, &c. & autres qui font à charge à l'Etat, enfermés dans
l'Hôpital Royal de Saint-Louis.

Le fieur de Weyland ofe efpérer que le Gouvernement ne re-
jettera pas le defir qu'il a d'étendre à l'humanité fouffiante des fe-
cours prompts & efficaces que fon Remede eft dans le cas de
procurer, & d'après le compte avantageux qu'il fe flatte qu'on en
rendra, l'équité du premier Minifire le portera à faire l'hom-
mage au Roi T. C. du fecret du Remede. Sa Majesté eft très-
humblement fuppliée d'accorder un Privilege au fieur Brinna
fon Médecin ordinaire, pour l'adminiftiation & diftribution du
Soufre d'Or de Stahl, que l'Auteur ne confiera jamais à d'autres
qu'aux gens de l'Art.

Signé DE WEYLAND,

Rue du Fauxbourg St. Martin,

No. 15.

D E I   D O N O 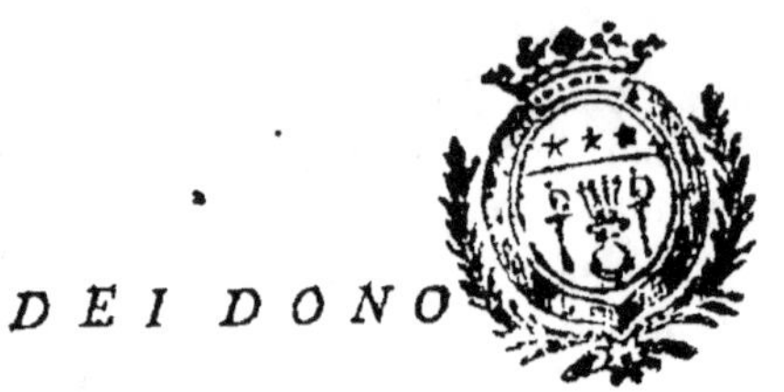 *S U M   Q U O D   S U M.*

SOUFRE D'OR,

ANTI-PUTRIDE

ET

DÉPURATIF

De M. Stahl de Weyland, Professeur & Démonstrateur Royal en Chymie, Conseiller d'Etat, premier Médecin de Fréderic Ier, Roi de Prusse.

Soufre d'or de Stahl.

Le Soufre d'Or est connu par des guérisons incontestables dans des maladies métalliques, causées par le plomb, l'étain, l'arsénic, le cuivre, &c. & le mercure; dans les maladies de la Peau, le pian, la lèpre, dartres, teigne, galle; dans les maladies Scrophuleuses, humeurs froides, & celles causées par corgestion, telles que les humeurs œdémateuses, engorgemens des glandes, douleurs ostéocopes-gouttes-sciatiques-rhumatismales, & les laits répandus; dans les maladies Vénériennes, tant récentes qu'invétérées, ou réputées incurables; dans les Ulceres carcinomateux, & dans les maux de jambes.

Maniere de l'administrer.

Le Soufre d'Or se prend le matin à jeun, mais il faut souper très-légerement la veille. On le mêle dans un peu de gelée de grofeilles, de confitures, de sirop ou de pomme cuite : tout aussi tôt après l'avoir pris, on boira un verre des boissons décrites ci-après.

A 3

Une heure après, deux verres, & une demi-heure après on répétera la même chose, à moins, ce qui feroit préférable, qu'on n'eût la commodité de se procurer un bouillon à moitié fait, ou coupé avec partie égale d'eau, lorsqu'il est trop fort, ou bien encore de l'eau de veau ou de poulet, &c.

La plupart des personnes occupées se trouvent bien de prendre ce Remede le soir en se couchant deux heures après un souper léger, buvant par-dessus un verre des boissons prescrites ; & le lendemain deux autres, ou du bouillon coupé, après quoi ou peut déjeûner.

Dose.

On donne aux Adultes la prise ou dose entiere, qui fait huit grains ; aux Enfans depuis un an jusqu'à trois, seulement le quart de la prise ; de trois ans jusqu'à sept le tiers ou la demi-prise ; & de sept jusqu'à douze les deux tiers ou la prise entiere, s'ils sont bien constitués.

Chaque prise ou dose se prend par un intervalle de deux, de trois, de quatre ou de cinq jours, en les éloignant à la fin de la maladie. Ce remede se prend aussi *en altérant*, c'est-à-dire par demi-prise. &c.

Régime.

Il faut s'abstenir dans tous les cas de toutes crudités, les fruits bien mûrs, cuits ou en compote conviennent seuls ; on peut boire du vin trempé ou de la bierre blanche, observant d'ailleurs un régime de vie ordinaire humectant.

Les végétaux sans coque sont très salutaires.

Observations.

Le Soufre d'Or n'a ni goût ni odeur : il n'est point désagréable pour les personnes même délicates, & agit tantôt par une insensible transpiration ; tantôt par les selles, & principalement par les urines ; & lorsqu'il ne procure aucune évacuation, on doit prendre un lavement le soir pour aider l'évacuation des humeurs que le Soufre d'Or aura détachées, & se purger après 6 ou 8 prises, avec une médecine ordinaire, *ou Minoratif.*

Avant de se mettre à l'usage du Soufre d'Or, il est nécessaire de se préparer par l'usage des délayans, ou des remedes capables d'adoucir l'acrimonie du sang & des humeurs que le Soufre d'Or doit purifier & détruire. L'eau de veau ou de poulet, les bouillons aux herbes, une infusion de chicorée, &c. rempliront parfaitement ces vues.

Les effets du soufre d'Or font toujours en raison de la qualité plus ou moins viciée de l'humeur, de fa ténacité & de fon ancienneté. Son action eſt plus ou moins prompte dans de certains ſujets que dans d'autres. Deux ou trois priſes font ordinairement ceſſer les dangers qui réſultent des fievres putrides-bilieuſes.

Le Soufre d'Or n'a rien de contraire aux traitemens qui ont précédé fon adminiſtration, ni à ceux que l'on deſireroit lui ſubſt ſubſiſter. Il n'eſt point excluſif des remedes uſités, ſur-tout lorſqu'ils rempliſſent l'intention & le but que le Malade & les Médecins ſe propoſent. Son véritable caractere eſt de ſuppléer à l'impuiſſance des remedes généraux, & d'opérer ce qu'il ne leur a pas été donné de faire. Son uſage exclut la ſaignée, les cauteres, les veſſicatoires & les autres moyens violens & douloureux que l'art a ſubſtitué au défaut des remedes intérieurs.

Ce remede eſt un contre-poiſon aſſuré contre les poiſons, tant minéral que végétal & animal.

Goutte.

L'Art offre une infinité de moyens contre la goutte, ſoit récente ou ancienne, pour en éloigner les approches, diminuer les accès, affoiblir les tourmens, pour la combattre & la détruire. Cependant nous oſons prendre ici ſur nous d'aſſurer au Public que le ſoufre d'Or de Stahl a donné des preuves à cet égard qui doivent inſpirer pour lui la plus grande confiance. Il attaque avec vigueur & efficacité l'humeur arthritique & vient à bout de la détruire entierement. Pluſieurs goutteux en ont fait uſage même dans les plus forts accès, & en ont obtenu un ſoulagement ſenſible. D'autres affligés depuis des 15, 20 & 25 années d'humeur de goutte très-invétérée aux deux jambes & aux deux pieds, avec enflure continuelle, accompagnée de nodus plus ou moins conſidérable en groſſeur, aboutiſſant principalement aux jointures ſupérieures du bras ou du genou; cas dans leſquels juſqu'à 12 priſes du Soufre d'Or ont produit une guériſon parfaite, ſans qu'il ſe ſoit préſenté par la ſuite aucune nouvelle attaque. La huit ou neuvieme fait infailliblement diſparoître les nodus récents. Une ſeule priſe de ce remede précipite la goutte au moment où on a le malheur qu'elle eſt remontée dans l'eſtomac. Tous ces faits ſont prouvés par la quantité de perſonnes qui en ont éprouvé les effets, ſans que pas une ait jamais eu à ſe plaindre d'aucun mauvais ſuccès.

Quelques prompts & efficaces que ſoient cependant les effets du Soufre d'Or, il eſt à obſerver qu'ils s'operent avec plus ou moins de célérité ſuivant le tempérament des malades qu'il eſt bien effentiel de ne pas trop fatiguer en voulant précipiter ou hâter la guérifon. On eft donc d'avis de n'adminiftrer la prife du remede que de 6 en 6 jours, & de faire ufage pour boiffon d'émulfion, ou lait d'amandes douces. Quoique ce remede ait une propriété décidée contre une maladie fi rébelle, & que, par fon entiere extirpation il rende aux membres le calme, la foupleffe & l'élafticité que le mal interdit, il ne faut pas s'attendre que cela puiffe s'opérer tout-à-fait fi on n'obferve rigoureufement un régime pioportionné à la tenacité de l'humeur âcre & muriatique que le Soufre d'Or a à combattre, qu'il cherche & qu'il détruit infailliblement, régime qui, fans être trop auftere, demande cependant beaucoup de réferve & de perfévérance.

Comme le Soufre d'Or a la vertu de calmer, d'altérer, d'épurer & d'adoucir l'humeur, il n'eft point étonnant qu'il modifie & attenue l'humeur arthritique au point d'en émouffer toute l'âcreté, & de la rendre méable avec la lymphe.

Il ne feroit pas inutile non plus que les malades de ce genre fubftituaffent à l'émulfion d'amandes douces, celle de graine de melon, la crême d'orge, la bierre blanche, &c. Les lavemens à la graine de lin; les cataplafmes émolliens connus, font néceffaires dans plufieurs cas; c'eft-à-dire, dans l'inflammation des groffeurs qui fe portent aux pieds particulierement.

Boiffons ou tifane pour les maladies vénériennes.

Le petit lait clarifié, le firop d'orgeat avec l'eau de chiendent, de racine de fraifier, de l'eau nitrée, de graine de lin, la ~~décoction de bois de gaïac, la fquine, la falfepareille, font con~~venables dans le cours de ces maladies, felon les circonftances. Les bains dans plufieurs cas font néceffaires.

Nota. Dans une g · · · · · · ·, foit fimple ou compliquée, le malade prendra les prifes du Soufre d'Or de deux ou trois jours d'intervalle; 5 à 6 prifes fuffifent ordinairement pour terminer la cure de cette maladie.

Mais fi la g · · · · · · eft ancienne & qu'elle ait réfifté à plufieurs traitemens, il faut alors porter la quantité des prifes jufqu'à 9 & 10 prifes, à trois jours d'intervalle.

Ce nombre eft auffi la quantité requife & fuffifante pour guérir les v · · · · · · récentes & légeres.

Quant aux v · · · · invétérées, & qui fe caractérifent par des fymptômes graves, le nombre de ces prifes doit être porté jufqu'à 15 & 16.

L'Ex., la C., les B., Efq. &c. &c, étant les fymptômes les

plus rebelles de cette maladie, exigent un traitement plus long, & par conséquent une quantité de prises plus considérable, dont le nombre n'a cependant encore jamais passé vingt-quatre.

Lorsqu'il se trouve des B., on observera de n'y appliquer aucune emplâtre. S'ils sont nouveaux & dans un état de croissance, l'usage seul du Soufre d'Or les résoudra promptement & en peu de tems. S'ils ont acquis toute leur crue ou grosseur, & qu'ils soient disposés à prendre la voie de la suppuration, le Soufre d'Or accélérera cette suppuration, & ils tomberont d'eux-mêmes en fonte. Dans le cas cependant où l'on verroit qu'ils ne se disposeroient pas à cette suppuration volontaire, il sera à propos d'aider au travail du Soufre d'Or par le moyen des cataplasmes émolliens connus.

Les autres symptômes vénériens ne résistent jamais à la fonte que le Soufre d'Or procure.

Pour le Pian, Lépre, Dartres, Teigne, Galle, &c.

La feuille & racine de scabieuse des bois (*morsus diaboli*) avec une pincée de fleurs de houblon infusées, le petit lait, la racine de patience, la fumeterre, les bouillons de rouelle de veau avec les grenouilles, les émulsions de graine de melon, la crême d'orge, le riz, &c. Les bains sont très-utiles.

Nota. On laissera un intervalle de 4 jours pour les six premieres prises, & ensuite que trois jours d'intervalle.

Depuis 6, 10, 12, 16, 20 jusqu'à 30 prises, selon les circonstances.

Pour les Ecrouelles, Humeurs froides, &c. Ulceres anciens, Maux de jambes, Lait répandus.

Il est nécessaire de commencer par les boissons délayantes pour se préparer à la purgation ou vomitif si les premieres voies sont chargées d'impuretés, ensuite le petit lait clarifié, les plantes anti - scorbutiques, la racine de petit houx, la scrophulaire, saponaire avec le polypode de chêne, la sauve-vie, l'infusion des feuilles de tussilage, des fleurs de geneft, sont des incisifs dont il est utile de faire usage.

On observera les mêmes intervalles & la même maniere pour les 6 premieres prises, &c. comme il est dit ci-dessus pour les dartres, &c.

Depuis 8, 12, 16 & quelquefois 20 & 24 prises, suivant les degrés & l'ancienneté de la maladie,

Pour les maladies Métalliques.

Tous les adouciffans, le petit lait, la décoction d'orge, de graine de lin, l'eau de veau, de poulet. avec les herbes émollientes infufées, les bains tempérés, font les remedes préparatoires qu'il convient d'employer avec le Soufre d'Or.

Nota. Les prifes ou dofes s'adminiftreront par intervalle de trois ou quatre jours d'une prife à l'autre.

Depuis 4, 5, 8, 12, 16, jufquà 20 prifes, fuffifent pour détruire tous les accidens de cette maladie.

Ce remede eft aifément tranfportable par lettres, & ne fe détériore jamais.

Seul Poffeffeur de l'Adminiftration générale du Soufre d'Or de Stahl.

A PARIS,

M. BRUNA, Médecin Ordinaire du Roi, ancien Médecin des Hôpitaux Militaires, rue des Vieilles-Etuves Saint-Honoré.

OBSERVATIONS

De M. LANGLOIS, Docteur-Régent de la Faculté de Médecine de Paris.

N°. 1. Une fille âgée de 32 ans, attaquée depuis trois ans d'un squirre à la ratte & d'obstructions au foie & dans les reins, réduite dans un état de marasme, ne pouvant marcher qu'avec grande difficulté & avec des béquilles, a été guérie après avoir fait usage de 12 prises du Soufre d'Or, & son corps a pris de l'embonpoint.

Cette malade étoit abandonnée des gens de l'Art, & avoit reçue tous ses Sacremens.

N°. 2. Un maître Maçon âgé de 66 ans, attaqué d'un dépôt de sang dans l'intérieur du corps, occasionné par une chûte, accident qui a produit une maladie très-compliquée, un vomissement continuel, fievre ardente & des douleurs dans les reins, a été guéri de sa maladie, ainsi que de ses anciennes infirmités, avec 6 prises.

Ce malade, avant son accident, étoit affligé d'un polype dans le nez, d'un catharre & d'une forte surdité; & depuis l'usage des 6 prises, il entend plus distinctement.

N°. 3. Un enfant de 12 ans, attaqué d'un dépôt de sang caillé dans le corps, & presque tombé dans le marasme, causé par une chûte, a été guéri avec deux prises partagées par moitié.

N°. 4. Une femme âgée de 79 ans, affligée depuis 32 ans d'un lait répandu, souffrant des douleurs dans tous les membres qui en étoient devenus émaisés, a été guérie avec 9 prises; & tout son corps a pris un embonpoint satisfaisant.

N°. 5. Un jeune homme de 28 ans, attaqué d'une dartre lépreuse qui lui couvroit toute la figure, & principalement sur la main gauche, a été guéri avec 15 prises.

N°. 6. Une femme âgée de 36 ans, attaquée depuis quatre ans d'un Polype utérin qui lui causoit une perte continuelle, a été guérie avec 8 prises.

Cette malade étoit allé à l'Hôtel-Dieu, où on a voulu lui faire l'opération.

N°. 7. Le Suisse d'un Frere du Roi, étoit attaqué de fréquens étourdissemens qui le menaçoient d'apoplexie, avec chaleur d'entrailles, palpitations de cœur & gonflement d'estomac. Tous ces symptômes ont disparu avec 5 prises.

N°. 8. Un maître Doreur sur métaux, attaqué de tremble-mens, ne pouvant presque point se servir de ses bras, & ayant beaucoup de difficulté à parler, le tout causé par l'évaporation du mercure, a été rétabli avec six prises.

N°. 9. Un maître Coëffeur de Dames étoit attaqué d'une fistule dartreuse à l'anus, pour laquelle il avoit déjà subi une premiere opération, & prêt d'en subir une seconde, a été radicalement guéri avec 22 prises.

Ce malade par enthousiasme fit part de sa guérison aux Chirurgiens qui lui avoient administré les remedes infructueusement, & fait la premiere opération ; ils lui observerent que sa cruelle maladie pourroit bien ne pas être tout-à-fait détruite, & reparoître par la suite, ce qui le détermina à continuer l'usage du Soufre d'Or pendant deux ans au nombre de deux cens dix-sept prises· Il s'est marié depuis, & jouit de la meilleure santé.

N°. 10. Un marchand Mercier, attaqué depuis plusieurs années d'une dartre érysipélateuse à la jambe droite qui le mettoit hors d'état de marcher pour vaquer à son commerce, a été rétabli avec 20 prises ; quoique sa maladie ait été reconnue par les gens de l'Art comme inguérissable, qu'il fût âgé de 72 ans & d'une complexion délicate.

N°. 11. Un Officier de Dragons, attaqué depuis trois ans d'une douleur de rhumatisme très-cruelle dans le bras droit, duquel il ne pouvoit faire aucun usage, a été guéri avec quatorze prises.

N°. 12. La femme d'un maître Treillageur étoit attaquée depuis cinq ans , de cinq ulceres carcinomateux au sein gauche, d'hémorroïdes très-considérables & douloureuses, & d'une paralysie à la suite d'une forte attaque d'apoplexie, qui la tenoit depuis la tête jusqu'au pied du côté droit, & la bouche tirée près l'oreille droite & l'œil du même côté entierement paralysé & fermé, a été entierement rétablie & guérie avec 22 prises. Ses ulceres se sont fermés à la dixieme. La bouche, ainsi que l'œil, sont revenus dans leur état naturel.

N°. 13. La femme d'un Marchand, âgée de 79 ans, attaquée subitement d'une fievre putride & maligne, dans laquelle il y eut des symptômes très-graves, à la suite d'une indigestion, a été guérie avec trois prises.

N°. 14. Un homme de 78 ans, attaqué depuis quatre ans d'une dartre érysipélateuse avec plaies, & qui occupoit la joue droite & tout le long de la cuisse & de la jambe droite, a été guéri avec dix prises.

N°. 15. Une Personne de condition, âgée de 55 ans, étoit attaquée depuis 18 mois d'un asthme convulsif, dont les accès duroient 24 heures ; dans cette triste situation le malade ne pouvoit ni parler ni prendre aucun aliment, ayant la poitrine très-élevée, la respiration gênée accompagnée d'un sifflement si perçant qu'on l'entendoit à deux cents pas ; les yeux gros, animés & à fleur de tête ; hors de l'accès il étoit tourmenté jour & nuit d'une toux seche ; il étoit forcé de se tenir assis dans son lit, ne pouvant se coucher sur le côté droit : ayant en vain consulté les Facultés de Médecine de Montpellier, de Toulouse, de Pau en Bearn, & quelques Docteurs de celle de Paris, a été soulagé avec 17 prises. A la neuvieme sa toux opiniâtre a cessé, & il a pu se coucher librement sur le côté droit ; & depuis six mois il n'a eu aucune attaque décidée, tandis qu'il étoit tourmenté tous les quinze jours.

N°. 16. Un enfant de douze ans, attaqué d'une dartre croûteuse à la figure, & d'une humeur psorique qui lui couvroit toute la tête, a été guéri avec neuf prises.

N°. 17. Un jeune homme de trente ans, attaqué depuis dix-huit mois d'une humeur scrophuleuse avec ulcere carcinomateux sous le menton, & engorgement considérable aux glandes maxillaires, accompagne d'une roideur très-douloureuse dans le col, a été guéri avec huit prises.

N°. 18. Une veuve attaquée depuis 28 ans d'un lait répandu qui lui étoit monté à la tête & s'étoit jetté sur les yeux, au point que sa vue lui sembloit être presqu'éteinte ; elle étoit affligée en outre d'un commencement d'hydropisie de poitrine, a été guérie avec seize prises. A la sixieme la malade a rendu douze pintes d'eau roussâtre & glaireuse, & a recouvert entierement la vue.

N°. 19. Une femme affligée depuis dix mois d'un lait répandu & suppression de ses regles, lesquels lui causoient des accès épileptique, a été guérie avec douze prises. A la sixieme ses regles ont reparu & continuent régulierement.

N°. 20. Un maître Doreur sur métaux, attaqué de tremblement causé par le mercure, a été soulagé avec trois prises.

N°. 21. Un jeune homme de 36 ans, attaqué subitement d'un relâchement général dans tout le genre nerveux, sans pouvoir faire aucun usage ni mouvement de ses membres, a été entierement rétabli avec six prises.

N°. 22. Une jeune femme, abandonnée des gens de l'Art, étoit attaquée depuis deux ans d'un ulcere & d'un abcès dans la poitrine, accompagné d'une toux continuelle & opiniâtre, tant le jour que la nuit ; elle vomiſſoit du pus mêlé de ſang tous les matins depuis dix mois, elle éprouvoit auſſi des douleurs lancinantes dans les côtes, & étoit tombée dans un état de conſomption & de maraſme. Tous ces accidens avoient pour cauſe le mauvais traitement de ſon mari. Elle a été rétablie & radicalement guérie avec douze priſes, & tout ſon corps a repris de l'embonpoint.

N°. 23. Un Militaire avoit un éryſipele boutonneux avec plaies à la cheville du pied droit, qui lui cauſoit une fievre ardente, a été guéri avec trois priſes.

N°. 24. Une femme de 45 ans, attaquée depuis quatre ans d'une rétention d'urine, colique néphrétique accompagnées de douleurs continuelles dans les reins, a été guérie avec 8 priſes.

N°. 25. Une Demoiſelle éprouvoit depuis quatre ans des vomiſſemens continuels accompagnés d'affections nerveuſes, qui lui cauſoient des accès convulſifs imitant les accès épileptiques, & réduite dans un état de maraſme, a été guérie avec dix-ſept priſes ; & depuis 10 mois tout ſon corps a pris de l'embonpoint.

N°. 26. Trois enfans, dont le plus âgé avoit cinq ans, étoient attaqués d'une coqueluche ſi opiniâtre qu'elle leur cauſoit des accès convulſifs imitant les accès épileptiques, ont été guéris avec ſept priſes partagées par tiers.

N°. 27. Une femme tourmentée d'une douleur de goutte-ſciatique dans la hanche & dans la cuiſſe droite, cauſée par une chûte, a été ſoulagée avec quatre priſes.

N°. 28. La femme d'un marchand Tablettier, ſouffroit depuis quatre ans d'un lait répandu qui lui étoit monté à la tête, avec engorgement conſidérable dans les glandes, & ne pouvoit marcher qu'avec beaucoup de peine, a été guérie avec quatorze priſes.

N°. 29. Un Marchand, attaqué d'un catharre opiniâtre qui lui eſt tombé ſur la poitrine avec difficulté de reſpirer & très-oppreſſé, a été rétabli avec quatre priſes.

N°. 30. Le fils d'un maître Serrurier, âgé de quatorze ans, attaqué depuis cinq ans des écrouelles avec ulceres carcinomateux aux deux côtés du col, & les glandes maxillaires conſidérablement engorgées, a été guéri avec 20 priſes.

Ce malade n'a ceſſé d'être dans les remedes ; au lieu d'y trouver du ſoulagement, ſon mal s'eſt empiré de maniere qu'il a été regardé comme incurable.

N°. 31. Un maître Doreur au mate, attaqué depuis dix mois d'un tremblement convulſif, au point qu'il falloit deux perſonnes pour le tenir pendant l'accès, ayant la langue paralyſée & tout ſon corps dans un état de bouffiſſure, ne pouvant faire aucun

ufage de fes bras ni de fes jambes, & regardé comme per-lus
de fes membres ; fa femme lui donnoit les alimens comme à un
enfant. Cet accident reconnoiffoit pour caufe l'évaporation du
mercure, & a été entierement rétabli & guéri avec douze prifes.

Ce malade, pendant l'ufage du Souffre d'Or, a remarqué qu'il
rendoit par les felles & les urines le mercure en nature.

La trifte fituation où fe trouvoit le malade avant l'ufage du
Soufre d'Or, eft atteftée & certifiée par 23 Membres & principaux Chefs de la Communauté des Doreurs fur métaux, de Paris.

N°. 32. Une maîtreffe Doreufe fur métaux, attaquée de
tremblement & d'une paralyfie fur la langue, caufée par l'évaporation du mercure, a été guérie avec cinq prifes.

N°. 33. Une perfonne à Madame Victoire de France,
éprouvoit de continuels vomiffemens, des naufées, des étourdif-
femens, palpitations de cœur, gonflement d'eftomac, d'où ré-
fultoit une mauvaife & laborieufe digeftion, a été guérie avec
fix prifes.

N°. 34. Une jeune femme attaquée d'un lait répandu qui
s'étoit fixé fur la poitrine, ce qui caufoit une oppreffion confidérable, elle reffentoit des douleurs dans tous les membres, & principalement dans les genoux, a été guérie avec fix prifes.

N° 35. Une jeune fille attaquée d'une fluxion éryfipélateufe
avec enflure de la tête, fievre ardente à la fuite d'une fuppreffion
de fes regles, a été guérie avec cinq prifes. A la troifien e
fes regles ont reparu.

N°. 36. La femme d'un maître Bijoutier, attaquée depuis
deux ans d'un lait répandu qui lui étoit monté à la tête, &
qui s'étoit jetté fur les yeux & y avoit formé fur chaque une
loupe de la groffeur d'un œuf de pigeon, accompagné d'une
tumeur laiteufe par tout le corps, a été guérie avec douze prife.
A la huitieme toutes fes tumeurs, ainfi que les deux loupes, ont
difparu.

N°. 37. Une femme de maifon étoit attaquée depuis dix
mois de maladie catharreufe, d'une oppreffion & d'un râlement
de poitrine avec une toux opiniâtre, a été guérie avec quatre
prifes.

N°. 38. Une Demoifelle attaquée depuis cinq mois d'un
éryfipele dartreux fi confidérable, que tout fon corps ne faifoit
qu'une feule plaie, principalement fur les deux bras & les
deux mains, defquels elle ne pouvoit faire aucun ufage, a
été guérie avec huit prifes. A la quatrieme elle a eu les bras
& les mains libres.

N°. 39, Une Demoifelle attaquée fubitement d'une fluxion

éryſipélateuſe avec enflure conſidérable du viſage, accompagnée d'une eſquinancie très-douloureuſe, d'un abces dans l'intérieur de la bouche & fievre ardente, à la ſuite d'une ſuppreſſion des regles, a été guérie avec ſix priſes. A la premiere ſes regles ont reparu, & l'eſquinancie a diſparu entierement à la deuxieme priſe.

Nᵒ. 40. Une maîtreſſe Blanchiſſeuſe, attaquée depuis quatre ans d'un lait répandu qui lui a monté à la tête, avec engorgement conſidérable dans les glandes; elle éprouvoit des douleurs continuelles dans ſes jambes & principalement dans les genoux, ne pouvant marcher que très-difficilement, a été guérie avec huit priſes.

Nᵒ. 41. La femme d'un maître de Danſe, attaquée d'une eſquinancie avec abcès & fievre ardente, a été guérie avec deux priſes. A ſa premiere l'abcès a crevé, & elle a rendu par la bouche du pus mêlé de ſang.

Nᵒ. 42. Un Chevalier de Saint-Louis, Major d'Infanterie, portoit depuis pluſieurs années une dartre polyppeuſe, qui s'étoit fixée dans le nez, laquelle lui cauſoit de tems en tems de cruelles démangeaiſons, a été guéri avec huit priſes.

Nᵒ. 43. Un Chanoine attaqué depuis pluſieurs années d'une dartre milliaire avec de larges plaques flamboyées de couleur pourpre ſur toute la poitrine, a été guéri avec huit priſes.

Nᵒ. 44. Un Conſeiller d'un Prince ſouverain étoit cruellement attaqué par-tout le corps d'une lépre dartreuſe, accompagnée d'anthrax & clous, & ſur les deux bras & les deux mains; ſur les deux cuiſſes & les jambes, a été radicalement guéri avec trente priſes.

Je ſouſſigné, Docteur-Régent de la Faculté de Médecine en l'Univerſité de Paris, ancien Profeſſeur de Matiere médicale, de Chirurgie, de Phyſiologie & de Pathologie aux Ecoles de ladite Faculté, atteſte & certifie que les cures & obſervations ci-deſſus énoncées, ſont conformes à la vérité; que j'ai vu employer, & que j'ai employé moi-même le Soufre d'Or de Stahl avec le plus grand ſuccès, & toujours ſans le moindre accident fâcheux : En foi de quoi j'ai ſigné & arrêté les ſuſdites cures & obſervations.

A Paris, ce 16 Janvier 1786.

Signé LANGLOIS, D. M. P.

Nota. *On croit pouvoir ſe permettre ſeulement ici deux obſervations remarquables par leur nature.*

Prem. Obferv. La veuve Belleville, jardiniere du Château Royal de Fontainebleau, étoit réduite dans un état le plus alar.-mant. Percluſe de tous ſes membres depuis un an, dont le cara.-ctere principal paroiſſoit être une humeur rhumatiſmale & goutteuſe, à laquelle s'étoit joint un épanchement de lait, a été guérie avec ſix priſes du Soufre d'Or que lui a procuré le ſieur Lando, Valet-de-pied de Madame Victoire de France. Après ſa guériſon, elle ſe préſenta à Meſdames pour leur témoigner qu'elle devoit ſon rétabliſſement audit ſieur Lando, ce qui fit plaiſir à leurs Alteſſes Royales, & à leurs Médecins & Chirurgiens qui y étoient préſens.

Seconde Obſerv. Le nommé Polly, de Vienne en Autriche, Piqueur de M. le Baron de Breteuil, Miniſtre d'Etat, avoit une dartre ſarmeuſe ſur la figure, accompagnée d'une loupe qui s'étoit fixée entre les deux yeux, pour laquelle M. de Laſſonne, premier Médecin du Roi, & M. Lorry, Médecin en Cour, furent conſultés & jugerent de la néceſſité de faire faire l'opération de la loupe; mais le ſieur Grandjean, célebre oculiſte, obſerva que cette opération occaſionneroit un accident à la vue, eu égard à la préſence de l'humeur dartreuſe. Le malade effrayé vint trouver l'auteur du Soufre d'Or, qui lui donna huit priſes, *gratis*, qui le guérirent de ſa dartre & de ſa loupe.

M. de la Bordere, Conſeiller d'Etat, Médecin-conſultant de Monſeigneur Comte d'Artois; de trois guériſons faites avec le Soufre d'Or, notamment ſur ſon Jardinier attaqué d'une humeur dartreuſe qui avoit réſiſté à tous les remedes, il a également connoiſſance de la guériſon d'un Lieutenant-Colonel attaqué d'un violent rhumatiſme dans le bras droit depuis pluſieurs années.

Le Pere Potentien de la Maiſon de Charité de Paris, qui, après pluſieurs expériences faites, ~~avec le plus grand ſuccès contre toutes ſortes de dartres~~, a adopté le Soufre d'Or pour être adminiſtré aux malades de ladite Maiſon de Charité.

M. Ruſſy, Chirurgien à Bordeaux.

M. Vattier, Apothicaire à Liſieux en Normandie.

M. Bertrand, Chirurgien-major penſionné du Roi, à Paris.

M. Garſonnot, Chirurgien de la Police à Moſcow, en Ruſſie.

M. Gaſthaldy, Médecin du Gouvernement à Avignon, qui a guéri avec le Soufre d'Or un Abbé venant exprès de la Cour de Rome, qui étoit attaqué par-tout le corps d'une dartre lépreuſe; & un autre particulier guéri d'humeur froide invétérée.

M. Louvel-Beauregard fils, Chirurgien du Gouvernement du Saint-Pere, Administrateur du Soufre d'Or de Stahl à Avignon, Comtat Venaissin.

M. Fieckelscherer, Chirurgien reçu au College Royal de Chirurgie de Nancy ; premier Chirurgien de M. le Comte Régnant de Créanche, Prince du Saint-Empire ; Administrateur du Soufre d'Or de Stahl, à Sarrevelingen terre d'Empire près Sarrelouis. Ce Chirurgien a fait des expériences avec le Soufre d'Or, sur des particuliers attaqués d'humeur *scrophuleuse* ancienne & invétérée. Ses Observations & la Maniere d'administrer ce remede avec succès dans cette maladie, se trouvent détaillées dans le présent Recueil. (*Voyez* à l'article Goutte) page.

M. Bruna, Médecin ordinaire du Roi, &c. a adressé un Mémoire d'observations à M. de Lassonne, Conseiller d'Etat, premier Médecin du Roi, en date de Paris le 24 Novembre 1786, du succès prompt & déterminé de ce remede, dont copie est ci-après. Depuis ladite époque jusqu'à ce jour, le nombre des cures faites est à l'infini, & le Gouvernement peut s'en faire rendre un compte exact. Le laps de tems qu'on a laissé s'écouler depuis les premiers succès qui se sont constamment soutenus, démontre assez qu'on n'a voulu tromper la religion de qui que ce soit, & que s'il y avoit eu des reproches à faire au remede, le Gouvernement, la Police, ou enfin quelqu'un dans le monde en auroit été instruit, ce qui n'étant pas arrivé , & ne pouvant jamais arriver, affirme seul la bonté du remede dans les maladies énoncées, & qu'il guérit sans qu'il y ait eu le moindre retour.

OBSERVATIONS

De M. BRUNA, Médecin ordinaire du Roi, adressé à M. DE LASSONNE, premier Médecin du Roi.

1°. Le nommé Fleury fils, à l'Hôtel de Carignan, rue des Vieille-Etuves Saint-Honoré, attaqué depuis sept ans d'humeurs froides aux deux mains & aux deux-pieds, & avoit à chaque partie deux ulceres carcinomateux, accompagnés d'une fievre lente. Plusieurs Médecins & Chirurgiens lui avoient administré des remedes infructueusement ; la mere éplorée de l'état de son enfant, me pria de le voir : la seconde prise du Soufre d'Or de Stahl lui emporta la fievre, & seize prises le guérirent radicalement.

2°. Le nommé Denis-Belle, maître Tablettier rue Saint-Denis, au passage de la Trinité, affecté depuis plusieurs années d'un ulcere carcinomateux avec plaies, qui entourroit tout le pied jusqu'au-dessus des malléoles. Après avoir beaucoup consulté & fait inutilement tous les remedes qui lui avoient été ordonnés, a été guéri avec vingt prises.

3°. Le nommé Couzin, maître Gazier, rue & fauxbourg Saint-Denis, portoit une tumeur scrophuleuse qui occupoit tout le bras gauche avec deux ulceres sordides, l'une au cubitus & l'autre au radius. Après avoir tenté inutilement plusieurs remedes, il fut conduit à l'Hôtel-Dieu : ceux qui lui furent administrés n'eurent point un succès plus heureux. On déclara alors au malade qu'il n'y avoit point d'autre moyen de guérison que l'amputation. Le malade qui refusa de s'y soumettre vint me trouver : vingt-quatre prises suffirent pour le guérir & déterger ses ulceres entierement.

4°. Le sieur André, principal Commis à l'Hôtel Royal de la Poste, a été guéri avec dix-huit prises, d'une dartre rongeante qui occupoit toute la cuisse depuis le genou jusqu'au près de l'aîne, & qui s'étendoit sur d'autres parties du corps. Plusieurs Personnes de distinction, qu'il ne m'est pas permis de citer, ont été guéries de la même maladie.

5°. Ma fille aînée, Religieuse Ursuline à Chambery, âgée de quarante-six ans, eut des glandes squirreuses au sein ; le Médecin de la Communauté n'ayant pas réussi à les fondre, m'envoya un état de la maladie. Dix-huit prises suffirent pour la guérir.

6°. Je fus appellé à Choisy-le-Roi par la Demoiselle Filleul, Concierge du Château du Roi, pour voir un enfant abandonné à la Providence. Après plusieurs maladies de coqueluche & de rougeole, dans lesquelles l'enfant avoit perdu beaucoup de sang, il étoit tombé dans une l'encophlegmatie générale. Quatre prises divisées en huit le rétablirent entierement, & on a été généralement surpris de l'effet prompt de ce remede.

7°. La maladie des Doreurs sur métaux, avec des tremblemens universels & impossibilité de s'aider d'aucun membre, occasionnés par l'évaporation du mercure, ont été guéris avec cinq, huit, douze, seize & vingt-quatre prises. Ces guérisons sont constatées par les principaux Chefs de leur Communauté.

8°. Plusieurs personnes ont été guéries par l'usage de trois prises, d'une fievre putride & bilieuse, le deuxieme jour de la maladie dans laquelle il y eut délire & des symptômes très-graves.

9°. Des enfans qui avoient la teigne, ont été guéris avec huit, dix & douze prises.

10°. Je ne peux nommer les personnes sans nombre qui étoient attaquées de maladies vénériennes, tant récentes qu'invétérées, & que j'ai guéries en donnant depuis six jusqu'à vingt & vingt-quatre prises.

11°. Les paralysies & les rhumatismes, selon mon expérience, ne résistent point à ce salutaire remede, &c.

BRUNA, D. M.

Fin du premier Recueil.